www.ingramcontent.com/pod-product-compliance
Lightning Source LLC
Chambersburg PA
CBHW072105280526
45788CB00006B/2403
9781090871145